# 8 TECNICHE PER UN RILASSAMENTO MENTALE E FISICO

## con

## ASMR

Isabella Canditi

# DEDICA

Ringrazio di cuore tutte le persone che riusciranno a leggere questo libro e a trarne beneficio. Ringrazio le persone che mi aiutano e che mi hanno sempre sostenuto. Ringrazio di cuore anche i miei iscritti di Youtube, ai quali dedico una grossa fetta di questo libro. GRAZIE a tutti.

# INDICE

# 1- INTRODUZIONE

"Il rilassamento è la chiave per una mente ed un corpo sano e pulito, perché inconsciamente accende il nostro potere di riequilibrio naturale".

Sì, è proprio così. Avere una mente ed un corpo libero da qualsiasi tipo di stress o tensione, è la chiave per una felicità fisica e psicofisica. Aiuta, inoltre, ad avere una visione delle cose che ci circondano completamente diversa.
Ahimè, viviamo in un mondo dove lo stress, l'ansia, le preoccupazioni ed i problemi sono alla base di tutti i giorni.

Anche un piccolo cambiamento nella nostra quotidianità, può generare agitazione ed irrequietudine, come per esempio un problema insorto a lavoro, una chiamata dalla banca, un compito andato male, un messaggio sul nostro telefono che non ci aspettavamo o anche semplicemente a causa del brutto tempo. E non sempre siamo in grado di gestire tutta questa tensione e angoscia. Tante persone credono di riuscire a gestire il più delle volte queste ansie, queste paure, ma inconsapevolmente le riversano su se stessi, e questo porta molto spesso a nervosismo, malumore, impazienza e facile irritabilità, anche nei confronti delle persone che ci stanno a fianco. Ma soprattutto porta all'INSONNIA.

Perché so tutto questo? Ci sono passata anch'io.

Prima di iniziare a "praticare" l'ASMR, purtroppo capitava anche a me , nella vita di tutti i giorni, di dovermi arrabbiare o innervosire per qualcosa, di stressarmi anche solo per un errore causato al lavoro, per un autobus in ritardo o per una semplice litigata; ma, con il passare del tempo, non affrontando adeguatamente questi problemi, mi sono vista arrivare, come un missile addosso, tutte le angosce, ansie, preoccupazioni che tenevo dentro, e che alla fine ho trasformato in ANSIA, e ho incominciato a perdere SONNO. Diciamo che, in un certo senso, la mia testa era cambiata, tutta la mia vita era cambiata. Appena uscivo dalla porta di casa, c'era sempre lei, l'ansia, che mi aspettava sempre, come un' amichetta prima di andare a scuola. La notte era diventata un incubo, perché non riuscivo più a dormire.

E così iniziai anche a soffrire di fobia sociale, detta anche sociofobia, ovvero la paura di essere giudicati da altre persone, la paura di dover parlare con qualcuno, cioè di trovarsi in una particolare situazione sociale dove, la mia persona (io), deve esprimersi, parlare e dialogare.

Ma la buona notizia è che, con il tempo, affrontando questa cosa di petto, sono riuscita a trovare il giusto equilibrio ed a capire che il mio corpo aveva bisogno di rilassarsi. Volevo "accendere" la luce, riassestare la mia mente ed il mio corpo, soprattutto in modo naturale.

E fu qui, che conobbi l'ASMR.

# 2- CHE COS'È L'ASMR?

Per definizione, la parola ASMR= autonomous sensory meridian response ("risposta sensoriale apicale autonoma"), indica una sensazione di formicolio in varie parti del corpo, accompagnata da una sensazione di benessere e rilassamento mentale. A scaturire questo, vi sono tantissimi stimoli, che possono essere visivi, uditivi, tattili e anche cerebrali (pensieri, idee). Possiamo quasi definirlo, un orgasmo mentale, che rilassa i sensi.

Fatta questa piccola introduzione, ti spiego cosa andremo, insieme, ad affrontare in questo libro.

Parleremo di alcune tecniche di rilassamento dell'ASMR più usate (e come metterle in pratica), accompagnando il tutto con frasi motivazionali che ti aiuteranno a raggiungere più facilmente il vostro benessere interiore.

# 3- WHISPERING

La prima tecnica di rilassamento, è chiamata "Whispering", che in italiano significa "sussurrare", "bisbigliare". È una delle tecniche più usate, che solitamente accompagna l'Asmrtist (colui che pratica l'ASMR), dall'inizio fino alla fine. Se per esempio io volessi far rilassare un mio amico, anche semplicemente raccontandogli cosa ho fatto la sera prima, la tecnica giusta è sicuramente quella di farlo con un sussurro, in maniera lenta, delicata e soave.

Facciamo così: prova a chiudere gli occhi e ad immaginare una persona, che, con calma, inizia a sussurrarti dolcemente in un orecchio…prima da una parte e poi dall'altra.

È molto importante concentrarsi sul

respiro e sui muscoli del proprio corpo. Ascoltando questi sussurri, che possono essere sussurri di qualsiasi tipo, come un racconto, delle frasi positive ecc…, la tua mente sente che il suono che sta percependo è un suono pacato, tranquillo, dolce.

Potrebbe essere paragonato un po' alla buonanotte sussurrata che le mamme danno ai loro bimbi prima di farli addormentare. Il Whispering, accompagnato preferibilmente con carezze, coccole e\o un movimento delle mani, aumenta ancora di più il rilassamento.

Ora passiamo alla pratica: prova a chiudere gli occhi, ed immaginare che qualcuno in questo momento ti stia sussurrando questa frase in un orecchio:


"RILASSATI, E' TUTTO OKAY. SI RISOLVERA' TUTTO.

NON HAI NULLA DI CUI PREOCCUPARTI, NON SEI SOLO, SEI FORTE, CE LA FARAI. RILASSATI… E RESPIRA.”

Questa frase, sussurrata dolcemente per almeno 5-10 minuti, ti aiuterà a calmarti e ad auto-motivarti. La cosa più importante è concentrarsi sul sussurro e sul proprio respiro, che dev’essere lento e graduale.

Nel caso non avessi qualcuno che ti possa sussurrare all’orecchio, posso consigliarti questa frase che puoi ripeterti anche da solo, sempre sussurrando, con gli occhi chiusi:

“UNA MENTE POSITIVA E RILASSATA, AIUTA A FARE QUALSIASI COSA MEGLIO”

# 4 - TAPPING

La seconda tecnica di rilassamento riguarda il "Tapping", che in italiano significa appunto "picchiettare con le dita". Hai presente quando sei nervoso, magari con la mano appoggiata sul tavolo, e naturalmente ti viene da picchiettare con le dita sul tavolo, come quando sei ansioso per qualcosa? Ecco, questo era un esempio per farti capire il movimento usato nel Tapping.

Come per il Whispering, anche il Tapping è una delle tecniche più usate da coloro che praticano l'ASMR. Viene utilizzato praticamente con qualsiasi tipo di superficie, che può essere per esempio una bottiglia in vetro, un tavolo di legno, un oggetto in plastica, insomma qualsiasi tipo di oggetto che possa emettere suoni picchiettandolo. Questo tipo di suono, ascoltandolo ripetutamente, e respirando lentamente e profondamente, crea uno stato di rilassamento incredibile. Ovviamente ogni suono sarà diverso dal tipo di superficie su cui lo si crea, c'è chi magari preferisce il suono della plastica e chi preferisce il suono del cartone, del metallo e così via…

Ricorda che ogni persona è diversa. Per cui può succedere che a me (Isabella) piaccia un certo tipo di suono, ma a te no. E' assolutamente normale. E' il corpo a scegliere il suono che più "gli garba".

Inoltre, con il Tapping, utilizzando il materiale giusto e con la velocità giusta, si possono creare suoni che appartengono alla natura.

Passiamo alla pratica: prova a prendere una bottiglia di vetro, e con le unghie, a picchiettare su di essa. Noterai che il suono assomiglia un po' alla pioggia che sbatte sulla finestra di casa. Anche picchiettando leggermente su un pezzo di cartone, potremmo avvicinarci ad un lieve suono del vento.

Incredibile no? Ma soprattutto, rilassante!

Potrei farti tantissimi altri esempi, ma voglio concentrarmi su altre tecniche molto importanti.

Ora prova a ripeterti nella tua testa:

"LA COSA PIU' IMPORTANTE
DURANTE UN' INTERA
GIORNATA, E' QUELLA DI
STENDERE IL CORPO,
RILASSARSI E MEDITARE"

Ricorda queste frasi, leggile quando ne
senti il bisogno, e se pensi che non
stiano facendo il giusto effetto,
RIPETILE, fino a quando la tua
mente inizia a capirne il vero
significato.

# 5 - BRUSHING

Traducendo la parola Brushing in italiano, otterremo la traduzione di "spazzolatura", "spazzolare". Anche il Brushing, è una delle tecniche più usate nell'ASMR. Per ottenere il suono del Brushing, solitamente si usano pennelli e spazzole.

Un procedimento super rilassante, e più usato, è quello appunto dello spazzolarsi i capelli. Il suono emesso da esso, è un suono leggero e morbido. Guardando e ascoltando qualcuno che si spazzola i capelli, crea nella tua mente stimoli rilassanti, come se qualcuno ti stesse veramente spazzolando la testa in quel momento. E' sempre molto importante il respiro, che dev'essere lento e graduale quando si ascoltano i suoni.

Parliamo ora dei pennelli: strofinandoli con delicatezza su oggetti, superfici o su noi stessi (in questo caso un microfono, per chi fa video ASMR), otterremo un suono molto soft, come una piuma.

Ovviamente dipende dal tipo di pennello che stiamo usando, ma in generale, avendo i pennelli setole molto delicate, si crea una sinfonia leggera, che, ascoltata ripetutamente, crea una sensazione di benessere, come se qualcuno ci stesse accarezzando le orecchie.

Ascoltando questo suono per almeno 10 minuti, la nostra mente si rilasserà, sciogliendo tutti i muscoli del corpo e concentrandosi solamente sulle "carezze".


Passando al lato pratico, prova a prendere dei pennelli (se li hai a disposizione) o una spazzola. Fai un respiro profondo, elimina i pensieri che hai in quel momento, e concentrati su quello che stai facendo. Ora prendi il pennello, e inizia a strofinartelo con gentilezza sulle orecchie, o se preferisci anche sul viso, occhi, naso ecc… Continua a farlo per una decina di minuti, ricordandoti di respirare profondamente e concentrarti sulle sensazioni e stimoli che stai provando. Se non avessi con te un pennello, una spazzola va benissimo.

Con la spazzola (sempre respirando profondamente) incomincia a pettinarti o "grattarti" la testa dolcemente, per una decina di minuti.


Ad accompagnare il tutto, sarà questa frase che dovrai ripeterti:

# "IO SONO IL MIO RESPIRO, ED IL MIO RIPOSO"

Cerca di rimanere sempre concentrato, isola la mente ed il corpo da ciò che ti circonda. Non distrarti.

# 6 - MOUTH SOUNDS

I Mouth Sounds sono i "suoni della bocca". I suoni generati dalla bocca possono essere tantissimi, e di vari tipi. Quelli più classici, o meglio, quelli più utilizzati sono brevi parole (come per esempio "tic tac" "click" "puff") che, ascoltate ripetutamente, sempre con un tono pacato, aiutano il rilassamento.

Ricorda che, come già detto, ogni persona è diversa, per cui ognuno di noi può preferire un suono anziché un altro. Ricorda anche, che ogni suono, può suscitare stimoli diversi e ricordi diversi.

Per farti un esempio, io (Isabella), quando ascolto ripetutamente la parola "click", ricordo mia zia quando da piccola ,per farmi addormentare, emetteva quel suono con la bocca, accompagnato a volte anche da un "tongue clicking", cioè click sulla lingua. Un po' come fanno le mamme per addormentare i neonati in braccio.

Mouth Sounds possono essere anche i baci. Ascoltare (o anche ricevere) tanti piccoli baci, aumenta il rilassamento.

Ci sono tante piccole sottocategorie dei Mouth Sounds, perché in realtà qualsiasi suono emesso con la bocca è MOUTH SOUNDS. Sta a noi decidere quale sia quello più rilassante, perché è tutto sempre molto soggettivo. C'è chi preferisce il suono della bocca bagnata, come se stessimo mangiando, c'è chi preferisce il suono del movimento della lingua, c'è chi preferisce le parole ripetute ecc…

Ora prova a chiudere gli occhi e, scegliendo un Mouth Sounds a tua scelta (io ti consiglio il "tongue clicking"), prova a metterlo in pratica. Sdraiati sul letto, oppure siediti su una sedia o su un divano e, respirando lentamente, emetti il tuo Mouth Sounds…vedrai che cadrai in un bel relax profondo!

Ovviamente io consiglio sempre di ascoltarlo da un'altra persona, a volte è più efficace e molto più rilassante!


## "DORMIRE E'

# IMPORTANTE, RIGENERA LA TUA VITA E IL TUO SPIRITO"

## 7 - MASSAGE

La tecnica del "massage"= massaggio, anch'essa è una delle più utilizzate e una delle più rilassanti. Anche al di fuori dell'ASMR, il massaggio è sempre stato uno dei metodi più infallibili per il totale relax del corpo.

Questo perché il massaggio mira principalmente a riequilibrare mente e corpo. Riduce drasticamente il livello di stress e di ansia, e stimola la produzione di endorfine, portando un grosso beneficio al sonno, alla memoria ed alla concentrazione.

Ti è mai capitato di vedere una persona farsi fare un massaggio, e sentire qualche brivido, come se quella persona stesse massaggiando anche te?

Ecco, questo è quello che succede con l'ASMR Massage. Osservando e ascoltando il suono del massaggio, il tuo corpo e la tua mente assoceranno ciò alla realtà, avendo stimoli intensi di relax, come se davvero ci fosse qualcuno a massaggiarti. Essendo un metodo di relax molto semplice, a livello pratico (se sei da solo), puoi tranquillamente prenderti le mani, e incominciarle a massaggiare delicatamente. Puoi passare anche ai piedi, alle gambe, qualsiasi parte del corpo per te più rilassante.

Durante il massaggio, prova a ripetere questa frase nella tua testa, o anche sussurrandola:

# "IL RELAX AIUTA IL CUORE, LA PELLE E LA COSCIENZA"

# 8 - FACE TOUCHING

Face Touching = toccare il viso.

Personalmente, il Face Touching lo reputo uno dei metodi più rilassanti in assoluto. Come da traduzione letterale, "toccare il viso", il Face Touching viene usato per trasmettere, a chi lo guarda, la sensazione di essere accarezzato da una persona, che, come per il massaggio, attiva stimoli di rilassamento nel nostro corpo.

Prova ad immaginare una persona che ti accarezza il viso per almeno 10 minuti…ti sarà sicuramente capitato. Rilassante, no? La stessa cosa vale per l'ASMR. Pur non avendo una persona fisica che ti accarezza il viso, osservando qualcuno che lo fa, aiuta il relax e l'allontanamento dei pensieri.

Oltre alla parte visiva, come per tutte le tecniche dell'ASMR, entra in gioco l'udito: ascoltando il suono delle mani che accarezzano la pelle, allo spettatore sembrerà ancor di più di essere fisicamente e realmente accarezzato da una persona.

Ammetto, per esperienza personale, che non sempre è facile riuscire a concentrarsi veramente su quello che si sta vedendo e ascoltando, e quindi può capitare a volte di non riuscire a rilassarsi o provare altre tecniche per riuscire a dormire. Infatti, come dico sempre, la cosa più importante da fare, prima di dedicarsi all'ASMR, è fare un respiro profondo e cercare di eliminare (almeno un po') i pensieri. Così sarà più semplice per te rilassarti, e goderti i suoni e gli stimoli che provengono da essi.

Sai quante volte è capitato a me di stendermi a letto, magari un po' stressata e nervosa, far partire un video ASMR e passare poi più di un'ora alla ricerca del video perfetto?

E' difficile trovare il video giusto, quando si è totalmente immersi nel caos e nello stress. Quindi ricorda sempre, prima di iniziare ad ascoltare ASMR, di fare un BEL respiro profondo e ripetere:

"ADESSO NON SERVE A NULLA PENSARE, NON PORTA BENEFICI. ADESSO DEVO SOLO RILASSARMI".

# 9 - SCRATCHING

Scratching = "grattare", "graffiare".

Ok. Quante volte ti sarà capitato di ricevere dei bellissimi "grattini" sulle braccia? Piacevole…vero?
Il movimento dello Scratching principalmente è quello, ovvero grattare una superficie. Di esempi ce ne sono molteplici, si può fare scratching sul legno, sulla plastica, su qualsiasi cosa. Però ricorda che ogni oggetto/superficie emette un suono diverso, e quindi può generare sensazioni diverse. Io, per esempio, ho notato che, grattando lentamente del cartone, ne fuoriesce un suono molto leggero e uniforme, che mi ricorda (pur non sentendo fisicamente qualcuno che li fa) i grattini sul braccio!

Con un po' di "sperimentazione" con vari oggetti/superfici, riuscirai a trovare il tuo preferito. Ricorda che qualsiasi tipo di superficie va bene per lo Scratching, ma con un po' di tempo troverai quello più adatto a te.

Ora, prova a stenderti sul letto. Molto lentamente, prova a iniziare a grattare (per esempio) la fodera del materasso…ripetutamente. Respira profondamente. Concentrati solo sul suono che stai emettendo con la fodera… rilassante, vero? Continuando così per almeno 10 minuti, il tuo corpo si rilasserà completamente.

Durante lo Scratching, se ti va, prova a ripeterti questa frase, sussurrandola:

"SONO POSITIVO, SONO RILASSATO"

# 10 - EATING

L'ultima tecnica di rilassamento di cui voglio parlare, è l'Asmr Eating, che tradotto significa "mangiare".
L'Asmr Eating è incentrato principalmente sulla masticazione, ovvero sul suono e i rumori che emettiamo quando mangiamo.
E' molto particolare come tecnica, ma è una delle più ricercate e desiderate. Solitamente, si sceglie un alimento (come per esempio pizza, pasta ecc..), e semplicemente lo si mangia.
Quello che ne verrà fuori sarà una sinfonia di masticazione e deglutizione, accompagnata di solito da una bella bevanda gassata, che, versata su un bicchiere, crea un suono molto frizzante!

Come per ogni tecnica di rilassamento Asmr, "l'Eating" può piacere o no, suscitando o meno sensazioni diverse.

Per esempio, a me personalmente, piace guardare questi tipi di video mentre io stessa mangio, perché guardandoli, mi creano molto molto molto appetito!

Questo sarà sicuramente dovuto al fatto che io sono super golosa, e osservare qualcun'altro che mangia, mi stuzzica ancora di più l'appetito!

Naturalmente, come per tutte le altre tecniche di cui ho parlato, anche questa tecnica può essere ricreata tranquillamente da soli, basta semplicemente…mangiare!

(preferibilmente gustandosi il piatto in silenzio).


RICORDATI SEMPRE CHE L'ASMR E' UNA TECNICA MOLTO PARTICOLARE MA MOLTO EFFICACE PER IL

RILASSAMENTO.
E' MOLTO SOGGETTIVA, OGNI SUONO PUO' PIACERE O NON PIACERE, A SECONDA DEL TIPO DI PERSONA CHE SIAMO.
E'IMPORTANTE COMPRENDERE CHE NON NECESSARIAMENTE TUTTE LE TECNICHE SONO VALIDE PER NOI, PROPRIO PERCHE' SIAMO TUTTI DIVERSI.
IL TUO OBIETTIVO ADESSO, E' TROVARE IL TUO SUONO MIGLIORE.


Sul mio canale Youtube troverai tanti video, dove propongo alcune delle tecniche di cui ho parlato in questo libro! Se sei curioso o interessato, ti invito a guardarne qualcuno!

# INFORMAZIONI SULL'AUTRICE

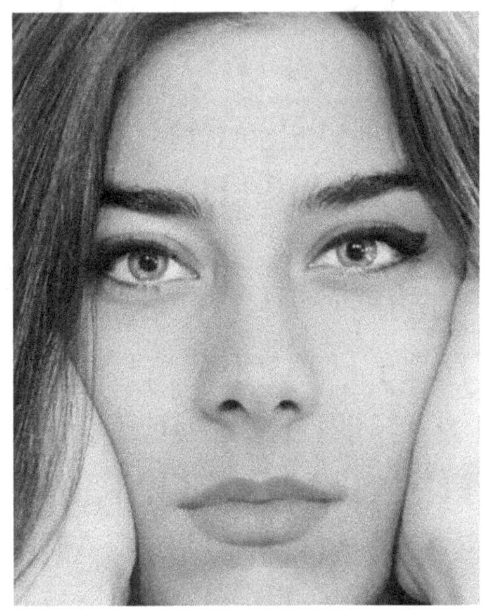

Isabella Canditi, nata a Bologna, è una ragazza di 23 anni, Youtuber, che pubblica e pratica video ASMR su Youtube, con il nome di Isabella C ASMR. Ha aperto il canale meno di un anno fa, e ad oggi possiede oltre un milione e mezzo di visualizzazioni.